ESSAI

SUR

LE CHANCRE DU VAGIN

CHANCRE NON INFECTANT

CHANCRE INFECTANT

PAR

Louis GARDILLON,

Docteur en médecine de la Faculté de Paris,
Membre de la Société zoologique de France.

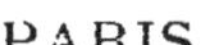

PARIS

A. PARENT, IMPRIMEUR DE LA FACULTÉ DE MÉDECINE

A. DAVY, successeur

31, RUE MONSIEUR-LE-PRINCE, 31

1881

ESSAI

SUR

LE CHANCRE DU VAGIN

CHANCRE NON INFECTANT

CHANCRE INFECTANT

PAR

Louis GARDILLON,

Docteur en médecine de la Faculté de Paris,
Membre de la Société zoologique de France.

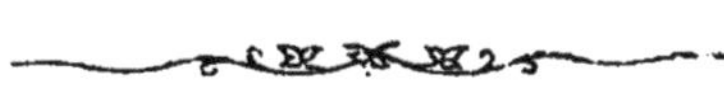

PARIS

A. PARENT, IMPRIMEUR DE LA FACULTÉ DE MÉDECINE

A. DAVY, successeur

31, RUE MONSIEUR-LE-PRINCE, 31

1881

A LA MÉMOIRE DE MON PÈRE

A MA GRAND'MÈRE

A MA MÈRE

A MES BEAUX-FRÈRES ET A MES SŒURS

A MON FRÈRE Victor GARDILLON

Professeur agrégé de l'Université.

A M. Ernest LAVISSE

Maître de conférences à l'Ecole normale supérieure,
Professeur suppléant à la Faculté des lettres de Paris.
Chevalier de la Légion d'honneur.

TÉMOIGNAGE DE RECONNAISSANCE.

A MON AMI Auguste DUCHESNE.

A MON AMI LE Dr MAIREAU.

A M. LE Dr MARTINEAU

Médecin à l'hôpital de Lourcine.

A MON PRÉSIDENT DE THÈSE

M. LE PROFESSEUR FOURNIER

Médecin à l'hôpital Saint-Louis.

A MES MAITRES DANS LES HOPITAUX

M. LE PROFESSEUR TRÉLAT

Chirurgien de l'hôpital Necker.

M. LE Dr DESNOS

Médecin à l'hôpital de la Charité.

ESSAI

SUR LE

CHANCRE DU VAGIN

CHANCRE NON INFECTANT ;

CHANCRE INFECTANT.

CHAPITRE PREMIER

HISTORIQUE.

En 1816, Récamier introduit le spéculum dans la pratique.

En 1832, Ricord, le premier, l'applique à l'étude des affections vénériennes.

C'est donc de cette époque que datent nos connaissances sur les ulcérations du vagin, d'origine vénérienne.

Car auparavant « l'examen, dit Ricord, ne pouvait avoir lieu sur un grand nombre par la disposition des parties que jusqu'au niveau des caroncules myrtiformes, et chez les autres seulement, un peu au-dessous d'elles ; en sorte que de cette manière, plus de la moitié supérieure du vagin et le col de l'utérus échappaient à cette investiga-

bien accepter l'hommage de notre profonde reconnaissance.

Nous remercions également M. le professeur Fournier de l'honneur qu'il nous fait, en voulant bien présider notre thèse.

Nous devons aussi des remerciements à notre ami de Molènes, interne de M. Martineau, à qui nous devons plusieurs observations fort intéressantes.

INTRODUCTION.

Peu de syphiliographes ont étudié le chancre du vagin.
Tous ou presque tous, lorsqu'ils en parlent, n'en disent
guère qu'un mot en passant. Nulle part on n'en trouve une
description complète. Et cela n'a rien d'étonnant : sa
rareté, la courte durée de son existence, et plus encore la
nécessité de le chercher pour le trouver, font qu'il passe
le plus souvent inaperçu.

Nous n'avons donné place dans cette étude qu'aux
chancres du vagin proprement dits, c'est-à-dire du vagin
limité à l'hymen, sa véritable terminaison, comme l'ont
montré les travaux de M. Budin. Nous avons donc rejeté
tous les chancres mis sous la rubrique « entrée du vagin »,
qui ne sont presque tous que des chancres vulvaires pro-
fonds.

Notre sujet a été ainsi divisé :

Chapitre 1ᵉʳ. Historique.
Chapitre 2. Description du chancre non infectant.
Chapitre 3. Description du chancre infectant.
Chapitre 4. Diagnostic.
Chapitre 5. Traitement.

Il nous reste maintenant un devoir à remplir. Nous
prions notre savant maître, M. Martineau, dont les con-
seils nous ont été si précieux et si utiles, et à l'instigation
de qui nous avons entrepris ce petit travail, de vouloir

tion, qui, au jour de la sortie, allait souvent faire accorder, à tort, un certificat de santé.

« Convaincu de l'insuffisance de ce mode d'exploration, je pris le parti de ne pas laisser sortir une malade sans l'examiner non seulement à l'extérieur, mais encore à l'intérieur, à l'aide du spéculum, instrument propre à rendre visibles les parties les plus profondes du vagin, ainsi que le col de l'utérus lui-même (1). »

Et, dans ce même mémoire, il signale le fait suivant parmi les autres résultats de cet examen :

« Trois malades affectées d'écoulement purulent récent, et envoyées à l'hôpital comme ayant des blennorrhagies, avaient des ulcérations du vagin de trois à six lignes de diamètre ; ulcérations un peu infundibuliformes, à bords taillés à pic et à fond grisâtre. »

A bords taillés à pic et à fond grisâtre, voilà deux caractères importants du chancre non infectant.

Et plus loin :

« Deux autopsies que j'ai faites à l'hôpital des vénériens m'ont permis de disséquer sur une femme qu'on avait cru affectée seulement de blennorrhagie une ulcération arrondie infundibuliforme, à bords taillés à pic, à fond noirâtre sur le cadavre, et siégeant à un pouce et demi environ en arrière des caroncules myrtiformes ; sur l'autre, deux ulcérations ayant les caractères de la précédente, moins la forme qui était irrégulièrement allongée, l'une sur la lèvre antérieure du museau de tanche, l'autre montant dans sa cavité ; cette dernière, cependant, était un peu

___

(1) Ricord. Mémoire sur quelques faits observés à l'hôpital des vénériens. — Mémoires de l'Académie royale de médecine, t. II, page 161.

plus arrondie. Dans ces ulcérations et dans l'engorgement de leur base, rien ne se rapportait soit au cancer, soit au squirrhe. »

Il est fort possible que cette ulcération « arrondie infundibuliforme, à bord taillés à pic, » que ces ulcérations du col ayant les mêmes caractères que la précédente, ne soient autre chose que des chancres du vagin et du col.

En 1847, Bois de Loury et Costilhes, dans leur « Mémoire sur les chancres chez la femme (1), » remarquent que les chancres du vagin ou du col coexistent souvent avec des chancres « disséminés et nombreux, petits, arrondis, de la face interne des petites lèvres. » Ils remarquent également l'indolence des chancres de la paroi vaginale.

Deux ans plus tard, viennent les deux mémorables expériences de Cullerier, dont il fit la relation à la Société de chirurgie, dans son mémoire sur « Quelques points de la contagion médiate » (2).

Nous les reproduisons en entier.

Obs. I. — La nommée Louise Vaudet, âgée de 16 ans, est entrée à l'hôpital de Lourcine, salle Sainte-Marthe, n° 2, le 10 octobre 1848.

Elle portait dans chaque aine une ulcération à fond grisâtre, à bords taillés à pic. La maladie date d'un mois ; elle n'a pas été traitée et, lors de l'entrée à l'hôpital, il y a une violente inflammation de la peau du ventre et de celle de la partie supérieure des cuisses par suite de la marche. Bains, cataplasmes, repos au lit pendant plusieurs jours. Lorsque l'examen des parties génitales peut être fait sans douleur, on ne constate aucune ulcération ni à la vulve, ni à l'anus. Tout le vagin est rouge ; il est le siège d'une sécrétion muco-purulente abondante, mais sans ulcé-

(1) Gazette médicale, 1847, p. 274.
(2) Mémoires de la Société de chirurgie, 1849.

ration, le col de l'utérus est sain. Pansement des ulcérations avec de la charpie imbibée de vin aromatique ; injections vaginales avec une solution d'alun. Six semaines après l'entrée de la malade à l'hôpital, les ulcérations ont diminué de moitié et la vaginite est singulièrement amendée.

Le 25 novembre, *après m'être de nouveau bien assuré que la muqueuse de la vulve et du vagin n'est ulcérée en aucun point et que le produit de la sécrétion de ces parties n'est pas inoculable,* je recueillis sur une spatule le pus d'un des chancres inguinaux en assez grande quantité et je le portai dans le vagin. Je fis promener la malade pendant 35 minutes en la surveillant de manière qu'elle ne pût pas porter la main à la vulve. Au bout de ce temps, je pris sur une lancette une certaine quantité de l'humidité vaginale et j'inoculai une des cuisses de la malade. Je lavai ensuite à grande eau le vagin et la vulve, j'essuyai avec précaution, puis je lavai à nouveau avec de l'eau fortement aluminée. Quarante-huit heures après, la piqûre d'inoculation avait donné lieu à la pustule caractéristique. Je la respectai jusqu'au lendemain pour plus d'exactitude dans l'expérience et je la détruisis alors avec le caustique de Vienne. Rien absolument ne parut au vagin ; la malade quitta l'hôpital parfaitement, guérie et de la vaginite et des ulcérations inguinales.

Obs. II. — La seconde expérience a été faite sur la nommée Célestine X..., âgée de 24 ans, entrée à Lourcine, salle Saint-Louis, n° 7, le 28 novembre 1848.

Elle portait à l'aine droite un bubon ulcéré qui datait de deux mois et qui avait succédé, dit-elle, à un bouton qui n'a duré que quelques jours et qui siégeait sur la face interne des grandes lèvres. A l'époque de l'entrée à l'hôpital, on ne distingue pas la trace de ce bouton. La vulve, le vagin, le col de l'utérus et l'anus sont dans un état tout à fait [normal. L'aspec de l'ulcération de l'aine me fait supposer qu'elle est spécifique.

Dès le lendemain 9, le pus du bubon est pris avec une spatule et placé dans le vagin en imprimant un mouvement de va-et-vient, et tâchant de le porter aussi haut que possible La malade se promène ensuite pendant une heure sans savoir qu'elle est l'objet d'une expérimentation. Elle est ramenée au lit et alors je recueille sur une lancette tout ce que je puis des humidités vaginales, en faisant remarquer aux élèves et à quelques jeunes confrères qui m'entourent qu'on ne distingue plus le pus introduit dans le vagin, et que ce que j'ai sur ma lancette ressemble tout à fait au mucus normal.

J'inocule à l'une des cuisses et j'emploie les mêmes précautions de lavage que dans l'expérience précédente. Dès le lendemain, la pustule caractéristique s'élève, et je ne la détruis qu'après quarante-huit heures. La vulve, le vagin et le col utérin sont ensuite surveillés pendant quelques jours, mais rien n'y paraît et le mal reste borné à l'aine. Je ne dois pas omettre de dire que, bien qu'il n'y eût aucun signe de maladie à l'intérieur des organes génitaux, je n'en fis pas moins le même jour une inoculation avec le mucus qui la baigne et que cette inoculation resta négative.

Cullerier tirait cette conclusion, justifiée et par les faits et par ses expériences, que le vagin peut servir de véhicule à la contagion, sans être nécessairement contaminé lui-même.

Car, écrit-il plus tard : « Je ne veux pas dire que le chancre du vagin (chancre simple) ne se produit que dans les cas où sa muqueuse est érodée ; loin de moi cette pensée : cependant, je crois que le bon état de sa muqueuse est presque toujours une condition préservatrice » (1).

Et parlant du chancre infectant du vagin : « Le chancre induré du vagin est rare ; celui du col l'est beaucoup moins ! » (2).

Melchior Robert est encore plus affirmatif :

« Plus on remonte vers le col de l'utérus, moins les chancres des parois vaginales sont fréquents ; nous citerions à peine deux ou trois cas d'ulcérations à aspect chancreux dans les régions du canal utéro-vulvaire » (3).

(1) Cullerier. Précis iconographique des maladies vénériennes 1860, p. 212.

(2) Idem, p. 240.

(3) Melchior Robert. Nouveau Traité des maladies vénériennes, 1861, p. 373.

Rollet constate simplement qu'on a aussi observé des chancres simples des parois vaginales (1). Et il ajoute plus loin : « Comme chancres larvés, ils ont droit de figurer à côté des ulcérations chancreuses du col ; mais autrement, c'est-à-dire au point de vue pratique, ils ne diffèrent pas de ceux de la vulve ou des limites de la vulve et du vagin. »

Lancereaux, à propos des chancres syphilitiques, écrit que « rarement cet accident s'est rencontré sur les parois du vagin » (2) ; et Cornil, « qu'il est douteux qu'on ait jamais observé un seul chancre infectant du vagin (3).

Julien, comparant les statistiques sur le siège du chancre, appelle l'attention sur « la singulière immunité du vagin, plus marquée encore pour le chancre huntérien que pour le chancre simple (4). »

De Sinety : « Les manifestations de la syphilis sont peu fréquentes sur le vagin. Le chancre y est tout à fait exceptionnel. Quand il existe, c'est surtout vers la région vulvaire ou vulvo-vaginale, et alors la lésion est aussi bien vulvaire que vaginale » (5).

Ainsi, tous les syphiligraphes, tous les observateurs sont d'accord : Le chancre du vagin, le chancre simple et plus encore le chancre syphilitique, est chose rare, exceptionnelle ; et cependant le conduit vaginal est certes plus exposé à la contagion qu'aucun autre organe.

(1) Rollet. Traité des maladies vénériennes, 1865, p. 89.
(2) Lancereaux. Traité historique et pratique de la syphilis, 1865, p. 81.
(3) Cornil. Leçons sur la syphilis, 1879, p. 68.
(4) Julien. Traité des maladies vénériennes, p. 537.
(5) De Sinety. Manuel pratique de gynécologie, 1879, p. 179.

Je ne puis mieux faire que de reproduire ici textuellement les paroles de M. le professeur Fournier :

« Cela n'est-il pas extraordinaire ? Il semblerait qu'en raison de sa forme, de son étendue, de ses fonctions, le vagin dût être très fréquemment affecté par le chancre : en raison de sa forme, qui est celle d'un cylindre rétréci dans sa portion inférieure, et évasé supérieurement de façon à constituer une ampoule qui favorise la stagnation des liquides ; en raison de son étendue, qui est considérable (déplissée, sa muqueuse offrirait une surface dix fois supérieure à celle de la vulve) ; en raison enfin, et surtout, de ses fonctions.

« N'est-ce pas lui qui embrasse la verge dans l'acte sexuel, et qui à ce moment se trouve en contact immédiat avec les parties qui chez l'homme sont le siège le plus habituel des lésions contagieuses ? A tous ces titres, ce serait lui qui rationnellement devrait recevoir le plus fréquemment la contagion. Eh bien, chose bizarre, c'est lui qui la reçoit le plus rarement. Quel est le secret de cette étonnante immunité ? Faut-il la rapporter à quelque condition anatomique, telle que la résistance de la muqueuse vaginale, laquelle est formée d'un tissu conjonctif très dense, très riche en fibres élastiques, et doublé en outre d'un épithélium très épais ? Faut-il l'attribuer à ce que le vagin est moins exposé aux froissements et aux déchirures que la vulve et le détroit vulvaire ? Peut-on supposer encore que les liquides de provenance utérine ou vaginale qui baignent habituellement cet organe constituent pour lui un enduit protecteur, ou bien que les sécrétions de l'acte sexuel contribuent par elles-mêmes à déblayer le vagin des produits virulents qu'elles entraînent vers la vulve? etc.

« Tout cela est bien hypothétique, en vérité. Mais si l'explication nous manque, le fait n'en est pas moins réel » (1).

Selon nous, ce n'est pas telle ou telle de ces conditions prise isolément qui met si souvent le vagin à l'abri de la contagion. C'est à l'ensemble, à la réunion même de ces conditions qu'est dû ce fait si singulier en apparence. Oui, cette structure spéciale de la muqueuse, ce revêtement épais de cellules épithéliales qui forment au vagin comme une sorte de cuirasse, ces liquides de provenance utérine ou vaginale qui, en diluant le virus chancreux ou syphilitique, diminuent par cela même son pouvoir corrosif « l'absence absolue d'orifices glandulaires (2), » suivant la remarque si juste de M. Cornil, l'é-lasticité, l'extensibilité, la laxité de ses parois, qui lui permettent de céder aux pressions exercées sur lui par la verge dans l'acte sexuel, sa situation retirée, qui, en le mettant à l'abri des injures extérieures, le soustrait aux écorchures et aux éraillures, toutes ces conditions écartent du vagin les dangers de la contagion, et font de lui un « mauvais terrain pour la graine chancreuse », pour me servir d'une pittoresque expression de M. Fournier.

C'est là, et non ailleurs, qu'il faut chercher le secret de cette immunité prétendue, plus apparente que réelle.

(1) Fournier. Leçons sur la syphilis professées à l'hôpital de Lourcine, 1873, p. 72.

(2) Cornil. Loc. cit.

CHAPITRE II.

Du chancre non infectant du vagin.

ÉTIOLOGIE.

Fréquence.— Comme nous l'avons vu, tous les auteurs sont d'accord : le chancre non infectant du vagin est rare. Et les différentes statistiques publiées jusqu'à ce jour ne font que confirmer ce fait.

Dès 1833, Ricord observait que « les différentes ulcérations étaient plus fréquentes dans les parties de la vulve, situées au devant des caroncules myrtiformes, puis sur le col de l'utérus, et en dernier lieu dans les parties les plus profondes du vagin. » (1)

Et en 1838, dans son « Traité pratique des maladies vénériennes, » il donnait le tableau suivant des inoculations, avec résultat, pratiquées dans le service des femmes, de l'hôpital des vénériens pendant les années 1831-1836 :

SYPHILIS PRIMITIVE.

	Vulve	139
	Vagin	2
	Col utérin	12
Chancres à la période ulcérative ou de progrès.	Larvés	6
	De l'anus	28
	Des lèvres	4
	De la gorge	2
	De sièges divers	6

(1) Mémoire sur quelques faits observés à l'hôpital des Vénériens.

L'inoculation avait été positive et ces chancres étaient considérés comme syphilitiques. Nous savons aujourd'hui que l'inoculation ayant été positive, ils doivent être regardés comme des chancres simples.

Debauge donne la statistique suivante (1) :

Fourchette, fosse naviculaire	78
Grandes lèvres	19
Petites lèvres	16
Méat urinaire	21
Voisinage du méat	2
Vestibule	4
Clitoris	1
Entrée du vagin	17
Vagin en arrière des caroncules	7
Col utérin	1
Marge de l'anus	25
Sillon interfessier	5
Périnée	5
Face interne des cuisses	5
Hypogastre	2
	206

Ainsi sur 206 chancres, 7 seulement siégeaient sur la muqueuse vaginale. Sur ces chancres, il y en avait un de la cloison recto-vaginale.

M. Clerc, pendant son long séjour à Saint-Lazare, n'en a rencontré que 8 où 10, qui étaient situés à l'extrémité supérieure du vagin, dans le voisinage du col, et coïncidaient pour la plupart avec un chancre du col de l'utérus.

Voici enfin le relevé des chancre, non infectants ob-

(1) Traitement des chancres simples et des bubons chancreux par la cautérisation au chlorure de zinc (thèse de Paris, 1858).

servés dans le service de notre maître, M. Martineau,
pendant les années 1877 à 1881 :

Malades atteintes : 152.

Chancres simples,	de la fourchette	32
—	de la marge de l'anus	22
—	des grandes lèvres	17
—	des petites lèvres	13
—	multiples de la vulve	18
—	des plis génito-cruraux	7
—	de la cuisse	5
—	du sillon interfessier	4
—	du clitoris	4
—	du périnée	4
—	du méat urinaire	2
—	du vagin	2
—	du col	2
—	des doigts	2
—	Folliculite chancreuse	19
	Total	152

Ce relevé a été dressé par notre excellent ami, de
Molènes, interne du service.

Toutes les malades sont examinées par M. Martineau
au spéculum Fergusson, qui se prête si bien à l'exploration des parois de chancres du vagin vaginales, de sorte
que bien peu ont dû échapper à son observation.

En examinant ce relevé, on constate d'abord que les
chancres génitaux sont de beaucoup les plus fréquents :
134 contre 18.

Et parmi les chancres génitaux les plus fréquents sont
ceux de la fourchette.

Viennent ensuite ceux de l'anus, dans une proportion
relativement élevée, environ 15 0/0, ce qui s'explique
suffisamment par la population spéciale de Lourcine.

Gardillou.

2

Enfin, d'après cette statistique, les chancres du vagin seraient presque aussi fréquents que ceux du col : 2 contre 2, ce qui est contraire à l'opinion des auteurs, et aussi, croyons-nous, à la réalité des faits, bien qu'on ait beaucoup exagéré la rareté du chancre vaginal non infectant.

Causes occasionnelles. — On pourrait, à cause de la rareté même du chancre vaginal, s'attendre à trouver, en même temps que lui sur la muqueuse, quelque autre lésion coexistante, capable d'avoir ouvert, pour ainsi dire, la porte à l'inoculation. Eh bien, il n'en est rien, la muqueuse est presque toujours saine, dans le reste de son étendue, et si une telle lésion a préexisté, il est constant qu'elle nous échappe dans la presque totalité des cas.

Mais si la muqueuse vaginale est presque toujours saine, il n'en est point de même du col, et l'on voit bien souvent le chancre du vagin n'être que le résultat d'une inoculation d'un chancre du col sur la muqueuse vaginale. Les observations sont là qui témoignent de ce fait.

Sur les 8 observations de chancre du vagin que nous avons recueillies, 5 en sont la confirmation éclatante. Dans une observation qui nous est personnelle le col était absolument sain.

Dans une autre, empruntée à la thèse de Salem, il existait, en même temps que les chancres, une érosion excentrique du col, à laquelle on n'osa pas assigner de diagnostic.

Dans une seule, empruntée à la thèse de Schwartz,

il y eut un chancre du col consécutif à des chancres vaginaux. Voici cette observation.

OBSERVATION I.

(Empruntée à la thèse de Schwartz (1).

R... (Marie), 23 ans, couturière, entrée à Lourcine, dans le service de M. Fournier, salle Saint-Clément, n° 18, le 25 mai 1869.

N'a jamais eu de maladies vénériennes, n'a jamais été enceinte ; a eu une métrorrhagie, il y a un an. Réglée à 20 ans, mal réglée. La malade dit avoir des boutons autour de la bouche et de la vulve chaque fois qu'elle a ses règles. Dernières règles il y a un mois. Dit avoir des boutons à la vulve depuis huit jours environ. Dernier rapport, il y a quinze jours, avec son amant, lequel est malade.

Etat actuel. Dans le pli génito-crural droit, sur la grande lèvre droite, quatre papules acnéiformes dont le centre est occupé par un poil ; papule semblable érosive sur la grande lèvre gauche ; au niveau de l'entrée du vagin, une ulcération à fond jaunâtre de la dimension d'une lentille. Inoculation à la cuisse gauche avec le pus fourni par cette ulcération. Rien à l'anus, ganglions inguinaux non engorgés. *Col sain.*

Dans le tiers supérieur du vagin, nous apercevons plusieurs ulcérations à fond jaunâtre, un peu creuses, paraissant bien être chancreuses, l'une sur la paroi gauche, les deux autres sur la paroi postérieure.

28 mai. Inoculation positive ; l'ulcération de l'entrée du vagin est donc bien chancreuse. La papule de la grande lèvre est presque cicatrisée.

4 juin. Le chancre de l'entrée du vagin s'élargit ; il s'est produit, à la partie la plus postérieure du col par contact immédiat des chancres vaginaux avec cet organe, une inoculation qui a aujourd'hui la largeur d'une lentille ; les plaies du vagin sont du reste modifiées.

18 juin. Nous trouvons aujourd'hui sur la grande lèvre gauche deux chancres simples types ; à la marge de l'anus, un chancre semblable. Le chancre de l'entrée du vagin est cicatrisé.

Le chancre du col est aujourd'hui absolument grisâtre, papuleux.

(1) Schwartz. Etude sur les chancres du col utérin. (Thèse de Paris, 1873

Ainsi, dans la grande majorité des cas, les chancres du vagin sont successifs à des chancres du col. Et qu'on ne s'y trompe pas, ils sont bien inoculés à la muqueuse par ces derniers; car, si l'on examine nos observations à ce point de vue, on remarquera un rapport constant de siège entre le chancre du col et celui ou ceux du vagin. Le chancre cervical occupe-t-il la lèvre postérieure du col, ceux du vagin occupent le cul-de-sac postérieur. (Obs. V.)

Dans un cas où il est circulaire, mais s'étend davantage sur la lèvre inférieure, ceux du vagin siègent dans le cul-de-sac postérieur.

De la constance de ce fait, il résulte autre chose qu'une simple coïncidence. Il y a bien là un rapport de cause à effet.

C'est le pus du chancre du col qui par son contact prolongé, incessant avec un même point de la muqueuse vaginale, corrode cette muqueuse, détruit son épithélium et s'ouvre ainsi passage pour l'infection.

CARACTÈRES CLINIQUES.

Siège.—Il occupe presque toujours le segment postérieur du vagin, et le plus souvent un des culs-de-sac. Cela s'explique d'ailleurs facilement par ce que nous venons de dire de ses rapports avec le chancre du col.

Quand il occupe le segment antérieur, il s'agit généralement d'un chancre vulvo-vaginal, c'est-à-dire d'un chancre vulvaire s'étant étendu un peu au delà de l'anneau vulvaire, et ne rentrant pas, par conséquent, dans notre cadre.

Nombre.— Les chancres du vagin peuvent être uniques ou multiples ; mais ils sont le plus souvent multiples. De nos huit malades, deux seulement avaient 1 seul chancre, une 2, deux en avaient 3, deux plusieurs ou un certain nombre, sans que ce nombre ait été déterminé, enfin une en avait au moins une douzaine, si ce n'est plus. Dans ce dernier cas, les ulcérations étaient minimes, comme s'il y avait eu un rapport inverse entre leur nombre et leur étendue.

1° DÉBUT. — Il ressemble singulièrement à celui du col utérin, et on pourrait presque lui appliquer la description qu'a donnée Rossignol pour celui-ci : « On voit surgir une petite élévation pustuleuse qui ne tarde pas à se dépouiller de la couche épithéliale qui la revêt ; l'ulcère établi, il s'étend, etc… » (1).

Qu'on lise l'observation suivante d'un cas où nous avons pu observer un chancre vaginal au début, et l'on sera frappé de cette singulière analogie.

OBSERVATION II (personnelle),

Résumée dans les points qui ne concernent point le sujet.

Constance L.., âgée de 20 ans, domestique, née dans le département du Haut-Rhin, entre le 21 mai, salle Saint-Louis, n° 19, dans le service de M. Martineau.

Antécédents : pas de maladie vénérienne antérieure. Scrofule.

____

(1) Rossignol. Aperçu médical sur la prison de Saint-Lazare (thèse de Paris, 1856).

Réglée à 16 ans. Règles régulières, abondantes; durant trois à quatre jours, avec coliques et perte de quelques caillots.

Leucorrhée abondante et habituelle.

Pas de grossesse ou fausse couche antérieure.

Déflorée à 16 ans. Pas d'excès de coït.

Au commencement du mois de mai, la malade s'aperçoit qu'il lui survient des boutons aux organes génitaux. Elle entre le 21 dans le service de M. Martineau, sans avoir suivi de traitement.

Etat actuel. Petite lèvre gauche tuméfiée, œdématiée. A la partie inférieure de son bord libre, il existe une ulcération à bords irréguliers, saillants, taillés à pic, à fond inégal, purulent, sans induration, de la grandeur d'une pièce de 50 centimes.

Immédiatement au-dessous, une autre ulcération moins considérable, et présentant les mêmes caractères. De chaque côté des grandes lèvres, folliculite chancreuse.

Adénite inguinale gauche.

Spéculum. La muqueuse du vagin est saine, le col aussi. Dans le cul-de-sac vaginal antérieur, M. Martineau remarque « une papule du volume d'un petit pois, saillante, de coloration légèrement grise, brillante, et ressemblant à une syphilide papulo-squameuse du vagin.

Le 25. La papule s'est creusée, la coloration grise et l'épiderme ont disparu, et à leur place existe une ulcération grisâtre, à bords rouges et saillants, légèrement taillés à pic et sécrétant un liquide séro-purulent. M. Martineau porte le diagnostic : chancre non infectant du vagin.

Le 27. Le chancre se déterge et est en voie de réparation.

1er juin. On ne trouve plus qu'une légère érosion du volume d'une tête d'épingle.

Bien que l'inoculation n'ait point été pratiquée, le diagnostic chancre mou du vagin n'est point douteux.

Etait-ce là une érosion herpétique ?

Mais les érosions herpétiques ont un caractère prurigineux qui faisait défaut, elles produisent un « feu » local, de plus, « l'herpès du vagin s'accompagne ordinairement d'herpès vulvaire » (1), caractères qui faisaient

(1) Guibout. Maladies de la peau.

défaut chez notre malade. D'ailleurs pas de petites érosions ni de vésicules dans le voisinage.

Une ulcération scrofuleuse? Cette marche rapide à la guérison, le mode de début ne permettent pas d'insister.

Enfin était-ce une syphilide, et en particulier une syphilide ulcéreuse, avec laquelle le diagnostic différentiel est parfois si difficile ?

Mais les syphilides vaginales sont généralement multiples, et quant à la syphilide ulcéreuse, elle se produit d'emblée « sans *être précédée de papules* ni d'aucune lésion » (1). De plus, l'absence d'antécédents syphilitiques éloignent cette idée. La malade a d'ailleurs été suivie pendant tout le mois de juin, sans avoir jamais présenté aucun symptôme de syphilis. Enfin la présence des chancres simples de la vulve est un argument de plus en faveur du diagnostic porté.

2º Période d'état. — Une fois constituée, l'ulcération s'étend peu; elle n'atteint jamais que de petites dimensions, et s'arrête assez vite dans sa marche.

Forme. — Etendue. — Dans nos observations, le chancre est généralement comparé à un pois, à une lentille. Il se rapproche en général de la forme circulaire ou ovalaire.

Revêtant ordinairement la forme *ulcéreuse*, il affecte parfois la forme *pustuleuse* ou *boutonneuse.*

(1) Fournier. Leçons sur la syphilis, p. 522.

OBSERVATION. III.

(Empruntée à Mohammed Salem (1).

Joséphine B..., 18 ans, entrée le 21 juillet 1868, à Lourcine, salle Saint-Clément, n° 31, dans le service de M. Fournier.

Antécédents : vaginite.

Etat actuel : 2 ou 3 ulcérations à fond jaunâtre de l'entrée du vagin, ayant l'aspect de chancres simples. Chancres folliculaires de la grande lèvre droite.

A l'anus, série de chancres simples types.

Au spéculum. — Erosion excentrique sur le col, à laquelle nous n'osons pas assigner de diagnostic.

Nous trouvons dans le vagin au moins une douzaine, si ce n'est plus, de petites élevures légèrement saillantes et comme papuleuses, érodées, blanchâtres, qui sont des chancres simples du vagin. Ce qui nous frappe, c'est leur aspect. Au lieu d'être creux, ils sont élevés. En somme, ils sont remarquablement bénins.

Adénopathie inguinale double.

Diagnostic : chancres simples multiples.

Le 24. Inoculation.

Le 25. L'inoculation est positive. Les chancres vaginaux se présentent toujours sous le même aspect d'ulcérations blanchâtres, un peu saillantes, mais bien nettement limitées.

Une d'entre elles, située dans le fond du vagin, est un peu creuse et présente bien l'aspect chancreux. Elles paraissent du reste commencer à entrer en réparation.

Le 31. Les chancres du vagin persistent. Ils sont excessivement nombreux dans le cul-de-sac antérieur et se présentent sous forme de papules ulcéreuses, saillantes et complètement jaunes, présentant l'apparence de pustules varioliques.

1er août. Il s'est produit deux ulcérations chancreuses à l'entrée du vagin.

Le 21. Les plaies vaginales sont cicatrisées.

Il est probable qu'il s'est produit dans le vagin des séries de chancres se réparant rapidement et marchant à la guérison avant d'avoir atteint leur complet développement.

Aspect du fond et des bords. — Le fond de l'ulcère est

(1) Mohammed Salem. Etude comparative des chancres (th. de Paris, 1870.)

jaunâtre, d'un jaune grisâtre, qui tranche par sa coloration sur le ton rosé de la muqueuse et attire immédiatement l'attention, de sorte que, suivant la remarque de Alphonse Guérin, « s'il est difficile de les découvrir, il est assez facile, quand on les voit, de savoir quelle est la nature des ulcérations » (1).

Les bords taillés à pic, assez réguliers, sont d'un rouge vif, et dessinent autour du chancre une sorte de petite collerette. Ces bords sont saillants et font que le chancre conserve souvent un aspect papuleux.

Quant aux parties qui avoisinent le chancre, elles restent absolument saines.

Sécrétion. — Elle est relativement abondante et peut quelquefois faire croire à l'existence d'une blennorhagie, comme Ricord en a rapporté des exemples dans son « Mémoire sur quelques faits observés à l'hôpital des vénériens.» (Voir page 8.)

Mais le plus souvent cette sécrétion disparaît dans la masse des liquides utérins et vaginaux, et comme le fait remarquer Schwartz (1), « ce qui constitue un des bons caractères du chancre de siège ordinaire, l'abondance de la suppuration, n'est plus qu'un caractère sans grande valeur quand le chancre siège sur les parois vaginales ou sur le col : ce n'est jamais elle qui peut mettre sur la trace d'un chancre profond. »

3° Période de réparation. — La période d'état est

---

(1) A. Guérin. Maladies des organes génitaux externes de la femme, 1864, p. 16.
(1) Schwartz, loc. cit., p. 34.

fort courte. Le chancre change d'aspect du jour au lendemain. Son fond se déterge, sa surface devient rouge, et il ressemble alors singulièrement à une syphilide érosive. Il se répare avec une extrême rapidité, mettant quelquefois 4 ou 5 jours à peine à disparaître ; à l'inverse du chancre de siège ordinaire qui laisse toujours une cicatrice, il s'en va sans laisser trace de son passage.

Quelle est en somme la durée totale d'un chancre du vagin ? Elle est fort courte, et ne dépasse pas 2 à 3 semaines. L'évolution du chancre du vagin est rapide, il se comporte à ce point de vue comme le chancre du col dont il se rapproche tant par ses caractères. Elle est même plus rapide et plus précipitée que celle de ce dernier.

Parfois même les chancres du vagin se réparent et se guérissent avant d'avoir atteint leur complet développement, ainsi qu'on peut le voir dans l'observation III et dans l'observation suivante :

OBSERVATION. IV.

(Empruntée à la thèse de Schwartz.)

Rosita V..., 22 ans, entre à Lourcine, salle Saint-Clément, n° 27, le 4 mai 1869, dans le service de M. Fournier.

Pas d'antécédents vénériens.

A eu 3 enfants, le premier à 15 ans.

Est à Paris depuis 3 mois, se dit malade depuis 8 jours.

Etat actuel. Chancre simple du pli génito-crural gauche sur la partie interne de la fesse, correspondant à l'ulcération, et petites érosions chancreuses.

Vulve saine, rien à l'anus.

Diagnostic : chancres simples.

A l'entrée du vagin. 2 chancres simples dont un à la fourchette·

Au spéculum, on trouve un chancre occupant tout le pourtour de l'orifice du col, semblant se prolonger dans son intérieur et s'étendant davantage sur la lèvre inférieure. Dans le cul-de-sac postérieur du vagin, trois petits chancres gros chacun comme un pois.

Pansement au nitrate d'argent. Injections froides.

Le 13, *statu quo* pour les chancres.

Le 17. Les chancres extérieurs vont mieux. Ceux de l'entrée du vagin, mal pansés, se sont élargis. Le chancre du col est complètement modifié ; il ne reste qu'une petite surface papuleuse.

On ne retrouve plus trace des chancres du cul-de-sac postérieur du vagin, ou plutôt ils ne sont reconnaissables que par des surfaces rouges.

22 mai. Sur le col, petite surface papuleuse grise, n'occupant plus qu'un quart de la lèvre inférieure du vagin et se cicatrisant en s'éloignant de l'orifice.

Aucune trace des petits chancres du vagin.

21 juin. Chancre du col complètement guéri.

Symptômes fonctionnels. — Ils font absolument défaut. Le chancre du vagin est indolent. Sa situation profonde le soustrait aux tiraillements et aux déchirures.

Lésions concomitantes. — Le chancre du vagin n'est presque jamais unique. On trouve en même temps que lui des chancres du col ou de la vulve, plus souvent encore du col et de la vulve.

Complications. — Les deux principales complications du chancre de siège ordinaire sont le bubon et le phagédénisme.

Nous ne connaissons pas, et nous ne croyons pas qu'il ait été publié un seul cas de chancre vaginal présentant une de ces complicatious.

« Je suis étonné, dit M. Mauriac, que les chancres mous des parties profondes du vagin, que ceux du col et des cavités utérines ne donnent pas de bubons intra-pelviens. Il y a là un point obscur dans l'histoire de cette ulcération vénérienne. »

On sait que, dans les chancres de siège ordinaire, le bubon est une complication d'autant plus fréquente que la région où siège le chancre est plus abondamment fournie de vaisseaux lymphatiques.

Le vagin est une région riche en vaisseaux lymphatiques : or, les chancres du vagin ne s'accompagnent pour ainsi dire jamais de bubons.

Il y a là une contradiction plus apparente que réelle. Car si l'on tient compte de ce fait, d'ailleurs inexpliqué, que le bubon est moins fréquent chez la femme que chez l'homme ; si l'on tient compte de la rapide évolution du chancre vaginal, de sa situation qui le soustrait aux violences extérieures, aux pansements mal faits, et aux différentes causes d'irritation, on s'expliquera facilement l'absence constante de cette complication. Quoi qu'il en soit, la chose est certaine.

Les ganglions du tiers postérieur du vagin se rendent aux ganglions latéraux du petit bassin. C'est là que devrait se faire le bubon. Eh bien on peut palper le bassin, exercer sur lui des pressions relativement fortes sans causer aucune douleur.

Si le bubon fait toujours défaut, on en peut dire autant du phagédénisme. Aucune de nos observations n'en fait mention, et nous n'en connaissons aucun exemple.

On peut affirmer que, dans l'immense majorité des cas, le chancre du vagin est exempt de complications.

OBSERVATION V.

(Empruntée à la thèse de Schwartz.)

Chancres simples multiples du col, du vagin, de l'anus, accompagnés de chancres folliculaires (environ 75). — Inoculation positive,

Clémence C..., 21 ans, entre le 3 octobre 1868 à Lourcine, salle Saint-Clément, n° 44, dans le service de M. Fournier.

Pas d'antécédents.

S'aperçoit il y a 8 jours qu'elle tache son linge et éprouve de la douleur en urinant.

Dernier coït 8 jours avant l'entrée.

Etat actuel : sur la face cutanée des grandes lèvres et des plis génito-cruraux, folliculites très confluentes, converties ou en train de se convertir en petits chancres simples.

Vulve baignée de pus.

A la face interne de la petite lèvre gauche, un chancre simple arrondi, grand comme une pièce de 20 centimes.

A droite, près du méat, deux autres chancres plus petits.

Un autre à l'anus, large comme une amande, irrégulier et creux.

Spéculum. Sécrétion abondante au fond du vagin. Sur la lèvre postérieure du col, deux plaies de la dimension d'un gros pois, l'une bordant l'orifice, l'autre un peu en arrière. Leur surface n'est ni creuse, ni irrégulière, mais leur coloration est d'un jaune qui tranche très nettement sur la coloration rosée, normale du reste du col.

Diagnostic. Chancres simples de la vulve, du col et de l'anus ; production de chancres folliculaires extrêmement nombreux.

Inoculation avec le pus d'un chancre du col.

Le 6. Aujourd'hui les plis génito-cruraux pourvus de poils, la marge de l'anus sont couverts de chancres secondaires abortifs, types.

Les chancres du col sont saillants d'un millimètre au moins, absolument jaune-paille sale, à surface absolument unie, lisse, encadrée d'un peu de rougeur.

De plus dans le cul-de-sac postérieur du vagin on découvre trois ulcérations se présentant sous l'aspect suivant : ce sont des élevures papuleuses, grosses comme des lentilles, érodées, grises, lisses, n'ayant nullement l'aspect des chancres extérieurs. La partie antérieure du vagin examinée avec grand soin est saine. L'inoculation paraît déjà positive.

Le 7. Les plaies du col et du vagin se détergent déjà et se réparent. L'inoculation est bien positive.

Le 13. Il ne reste sur le col qu'une petite papule large comme un grain d'orge.

Le 16. Guérison absolue du col et du vagin.

OBSERVATION VI.

(Empruntée à la thèse de Schwartz.)

Deux chancres sur le col. — Chancres successifs du vagin et de la fourchette.

Odile B .., couturière, 22 ans, entre le 3 octobre 1871, à Lourcine, service de M. Fournier, salle Saint-Jean, n° 1.

Cette malade vient à l'hôpital pour un bubon inguinal. Nous trouvons à la fourchette un large chancre simple en réparation et un second au périnée.

Sur le col, deux chancres en réparation, papuleux, élevés, à teinte rose jaunâtre. Erosion sur le côté gauche du vagin, près du col, difficile à voir.

Ces deux chancres du col sont constitués par deux ulcérations excentriques, situées sur la partie latérale gauche du col, isolées, l'une de la dimension d'un pois, l'autre de la dimension d'un haricot. L'érosion du vagin correspond aux chancres du col ; elle est superficielle, un peu papuleuse : c'est un chancre successif du vagin.

Le 17. Aujourd'hui les chancres du col ont disparu sans avoir jamais été pansés ; on n'aperçoit que deux petites taches, l'une qui n'est qu'un point rouge, l'autre qui a la largeur d'une tête d'épingle.

Le 21. Tous les chancres sont guéris, sauf celui du périnée.

Le 31. Guérison ; exeat.

OBSERVATION VII.

(Recueillie dans le service de M. Martineau, par M. de Molènes, interne.

Pauline M..., blanchisseuse, 21 ans, entre le 8 février 1881, salle Saint-Alexis, n° 38.

Bonne santé habituelle. Pas d'antécédents diathésiques ni héréditaires.

Réglée à 14 ans 1/2. Règles régulières, abondantes, durant 5 ou 6 jours, avec perte de quelques caillots.

A eu deux enfants, le dernier il y a 15 mois. Leucorrhée peu abondante depuis le dernier accouchement.

Déflorée à 17 ans. Pas d'excès de coït.

Il y a 10 jours, apparition d'une ulcération à la vulve, et de douleurs dans l'aine droite.

Deux chancres simples sur le bord libre de la grande lèvre droite, un sur le pli génito-crural gauche.

Petites lèvres volumineuses, œdématiées.

Deux ulcérations chancreuses de chaque côté de la fourchette, adénopathie inguinale bilatérale, plus marquée à droite, où un ganglion enflammée atteint le volume d'un œuf de poule, douloureuse. Rougeur, fluctuation profonde. Douleurs vives irradiées dans la cuisse, rendant la marche impossible.

Col volumineux, dévié à gauche et en arrière, utérus en rétroversion droite, culs-de-sac libres ; adénolymphite.

Sur la lèvre antérieure du col, M. Martineau fait constater aux élèves qui suivent ses conférences cliniques, une sorte de production couenneuse d'un gris blanc jaunâtre recouvrant non pas une ulcération plus ou moins profonde, mais bien une saillie mamelonnée à bords rouges, saillants, au-dessus des parties voisines qui sont saines. Cette saillie est constituée par la confluence de sept à huit élevures secondaires, séparées par un sillon plus ou moins profond, donnant à l'ensemble de la masse, qui atteint le volume d'une pièce de 1 franc, l'aspect du cerveau dépouillé de ses membranes, avec ses circonvolutions et les sillons qui les séparent. La production qui recouvre cette lésion ressemble très bien à une fausse membrane de diphthérie ; elle est très adhérente, si on l'enlève. Le fond sur lequel elle repose laisse sourdre du sang mélangé à un peu de pus jaunâtre épais. Cette lésion du col est absolument indolente ; elle occupe la lèvre antérieure, et gagne l'orifice du col, où elle ne pénètre pas.

M. Martineau constate, en outre, sur la paroi antérieure du vagin dans son segment postérieur, l'existence de deux ulcérations du volume d'une lentille, séparées l'une de l'autre par une distance de un centimètre environ. Les bords de ces ulcérations sont saillants, taillés à pic : le fond est jaunâtre, sanieux.

Pas de céphalée, ni d'alopécie. Rien sur le corps, rien à la bouche.

M. Martineau diagnostique des chancres non infectants de la vulve et du vagin, une folliculite chancreuse, et un chancre diphthéroïde du col de l'utérus.

M. de Molènes pratique l'inoculation sur la cuisse de la malade avec du pus pris au-dessous de la fausse membrane.

16 février. Inoculation positive.

19 février. Les chancres de la vulve, de la cuisse, du vagin, son en voie de guérison,

Le bubon de l'aine droite s'est ouvert.

28 février. Les chancres vulvaires et vaginaux ont disparu. Le chancre du col a diminué de moitié. L'aspect diphthéroïde n'existe plus que sur quelques points.

OBSERVATION VIII.

(Recueillie dans le service de M. Martineau, par M. de Molènes, interne).

Mathilde A..., 26 ans, mécanicienne, entre le 14 décembre 1880 dans le service de M. Martineau, salle Saint-Louis, n° 34, pour des boutons apparus depuis quatre ou cinq jours aux parties génitales.

Pas d'antécédents héréditaires ni diathésiques.

Déflorée à 16 ans.

Deux enfants à terme il y a sept ans.

Leucorrhée habituelle.

Etat local. Sur les grandes lèvres, nombreuses ulcérations folliculaires cratériformes, à bords saillants, taillés à pic, à fond jaunâtre, déprimé, purulent. La plupart sont surmontées d'un poil.

A la commissure inférieure des petites lèvres, ulcération inégale, anfractueuse, dure, douloureuse, à bords taillés à pic, décollés, à fond jaunâtre purulent ; autre ulcération semblable à la partie antérieure de l'anus.

Ganglions inguinaux droits tuméfiés. Pas de rougeur, pas de fluctuation.

Au spéculum, col volumineux ; l'orifice regarde en arrière. Il existe sur la lèvre antérieure d'une part et au niveau de l'orifice cervico-utérin, sur la lèvre postérieure d'autre part et également accolée à l'orifice du col, deux saillies mamelonnées, à contour inégal, saillant, recouvertes d'une fausse membrane grisâtre, ou mieux blanchâtre, diphthéroïde, constituées par la confluence de plusieurs saillies séparées par des sillons plus ou moins accentués. La fausse membrane est très adhérente. Si on l'enlève, on constate que la saillie qui la supportait est exulcérée et contient du pus épais très sanguinolent.

Sur le vagin, il existe un certain nombre d'ulcérations développées dans le segment postérieur : les unes saillantes, grises ;

les autres plates à fond grisâtre, à bords saillants, saignants, occupant surtout le côté droit ; celles de gauche sont surtout saillantes, recouvertes d'une couche pseudo-membraneuse grisâtre ; elles sont analogues aux deux chancres du col, tandis que les ulcérations plates ressemblent davantage aux syphilides papuloérosives du vagin. M. Martineau appelle l'attention des élèves de la clinique sur la difficulté du diagnostic de ces lésions ; il conclut à l'existence de chancres non infectants de la vulve, du vagin, de l'anus, et d'un chancre non infectant diphthéroïde du col utérin.

Il n'existe sur le corps, sur le voile du palais, aucune manifestation syphilitique.

20 décembre. La folliculite commence à disparaître. Poudre d'iodoforme sur toutes les ulcérations, excepté celles du col et du vagin.

3 janvier. Toutes les ulcérations chancreuses sont en voie de réparation, sauf un chancre simple qui s'est développé sur la face interne de la cuisse droite, et qui atteint le volume d'une pièce de 1 franc.

La malade sort le 5 janvier non guérie ; elle rentre le 12 janvier.

L'ulcération de la cuisse persiste.

Les ulcérations vaginales et utérines se détergent et sont en voie de réparation. L'aspect diphthéroïde a disparu. A la place, il existe une ulcération saillante à fond rouge, saignant, à bords irréguliers.

Les ulcérations de la vulve ont disparu.

21 janvier. Les chancres du col et du vagin sont en voie de réparation complète ; amélioration des chancres de la cuisse et de la vulve.

28 janvier. Il n'existe plus sur le col qu'un peu de rougeur à la place qu'occupait le col.

Le chancre de la cuisse s'affaisse.

16 février. La malade sort guérie.

L'inoculation n'a pas été faite. Mais la malade a été pendant trois mois en observation et n'a présenté aucune trace de syphilis.

Gardillon.   3

CHAPITRE III.

Chancre infectant du vagin.

ÉTIOLOGIE.

Sur 128 cas de chancres infectants observés pendant quatre ans dans le service de M. Martineau (1876-1880), le siège des chancres s'est trouvé ainsi réparti, ainsi qu'il résulte d'une statistique dressée par M. Binet, interne du service (1).

Grandes lèvres	26
Petites lèvres	34
Fourchette	17
Capuchon	8
Clitoris	6
Anneau vulvaire et fosse naviculaire	6
Méat uréthral	2
Col de l'utérus	9
Anus	5
Fesses	1
Lèvres (bouche)	8
Voile du palais	1
Amygdales	1
Mamelles	1
Double chancre (mamelon et grande lèvre)	1
Vagin	2
Total	128

Il ressort de cette statistique que le chancre syphilitique est, dans la grande majorité des cas, localisé à la vulve.

(1) Voir France médicale, 1881 n° 5.

Vient ensuite par ordre de fréquence le chancre utérin, puis celui de la région buccale. Vient en dernier lieu celui du vagin. Ce résultat est conforme à celui fourni par la statistique de M. Fournier.

Sur 249 cas de chancres syphilitiques observés chez la femme, M. Fournier a trouvé :

Grandes lèvres....................	114
Petites lèvres....................	55
Fourchette......................	38
Col utérin......................	13
Région clitoridienne..............	10
Entrée du vagin..................	9
Méat urinaire...................	2
Commissure supérieure de la vulve..	2
Vagin (proprement dit)...........	1 (?)

M. Fournier n'a trouvé qu'un seul cas de chancre du vagin ; encore est-il douteux, puisqu'il a cru devoir le marquer d'un point d'interrogation.

Les autres statistiques publiées jusqu'à ce jour ne font point mention du chancre vaginal. Et encore, parmi ces statistiques, beaucoup doivent être rejetées pour diverses raisons : quelques-unes parce qu'elles placent indistinctement dans le même relevé le chancre infectant et le chancre non infectant. Ainsi en est-il de la statistique publiée par le Dr Klink, de Varsovie, dans un mémoire sur le « chancre des régions insolites du corps humain » (1). L'auteur présente une statistique de 2,846 chancres. On y voit figurer l'entrée du vagin pour le chiffre de 718 chancres. Le vagin proprement dit n'y est point noté. Mais certaines choses sont faites pour étonner dans cette sta-

(1) Gazette médicale de Paris, 1888, n. 6.

tistique. Ainsi, les grandes lèvres ne figurent que pour 186 sur près de 3,000 chancres, c'est-à-dire dans la proportion de 6 à 7 pour 100, tandis que le chancre des grandes lèvres entre dans la proportion de 40 à 50 pour 100 dans les statistiques françaises.

A. Martin (1) rapporte que « sur 776 malades atteintes d'affections vénériennes, entrées dans le service de M.Clerc du 1ᵉʳ janvier 1881 au 31 décembre de la même année, 45 étaient atteintes de chancres infectants, dont 33 génitaux et 12 extragénitaux.

Les premiers se divisent ainsi :

Chancres des	grandes lèvres...	15
—	petites lèvres....	9
—	fourchette.	5
—	méat urinaire....	2
—	vestibule........	2

Et, dit-il, il n'y a pas eu dans le service, durant cette année 1881, un seul cas de chancre infectant des parois vaginales ou du col.

Ainsi, de toutes les statistiques, un fait résulte : l'extrême rareté du chancre syphilitique vaginal. M. Fournier n'en a trouvé que 1 cas douteux sur 249 ; M. Martineau, 2 cas sur 128. Un autre cas en a été observé par M. Martineau, au mois d'avril de cette année. Il figure dans nos trois observations. Encore faut-il remarquer que ces trois cas forment presque une série, car les deux premiers ont été vus en septembre 1880, le dernier en avril 1881, c'est-à-dire en six ou sept mois de temps.

(1) De l'accident primitif de la syphilis constitutionnelle, thèse de Paris, 1863.

CARACTÈRES CLINIQUES.

Siège. — Sur 4 cas, nous trouvons :

1 chancre occupant le cul-de-sac postérieur (c'est celui de M. Fournier) ;

1 chancre occupant le cul-de-sac droit;

1 chancre siégeant derrière l'anneau vulvaire, sur la colonne postérieure du vagin ;

1 chancre à l'union du tiers postérieur avec les tiers moyens.

Tirer une conclusion au point de vue de la fréquence du siège avec une statistique portant sur 4 cas, nous ne l'entreprendrons point.

Cependant, une chose peut surprendre : sur 4 cas de chancres syphilitiques, 2 seulement occupent un des culs-de-sac du vagin, alors que c'est là le siège habituel du chancre simple vaginal. Cela tient à ce que, bien souvent, le chancre simple vaginal n'est que le produit par inoculation d'un chancre du col. En réalité, le chancre simple *primitif* du vagin est aussi rare que le chancre induré, et lorsqu'il est tel, je veux dire primitif, il y a autant de chances pour qu'il siège sur le segment antérieur que sur le postérieur.

Forme, étendue. — La forme du chancre syphilitique du vagin est arrondie, circulaire, car, dans nos trois observations, on le voit comparé à une pièce de monnaie.

Cette comparaison peut donner encore la notion de son étendue. Il paraît avoir des dimensions comprises entre

celles d'une pièce de 50 centimes, et celles d'une pièce de
1 franc.

Aspect, couleur, sécrétion. — Son aspect est celui d'un
chancre induré de siège ordinaire. Des observations que
nous avons sous les yeux, deux portent que le fond du
chancre est rouge, luisant, vernissé. Une autre le repré-
sente comme étant d'aspect grisâtre. Celui-là était recouvert d'une sorte de fausse membrane, produit de sécrétion
du chancre. Quelques jours plus tard, cette sorte d'enduit
pultacé tomba, et l'on aperçut nettement la teinte rouge,
couleur de chair musculaire du chancre. Quant aux bords,
ils sont légèrement surélevés ; ils sont nets et saillants.
Mais ils ne sont ni décollés, ni taillés à pic, et le doigt
promené à leur surface ne ressent pas de ressaut.

Le chancre induré du vagin sécrète peu. C'est à peine
si, en raclant légèrement au fond, la lancette recueille
assez de pus pour l'inoculation, qui reste naturellement
toujours sans résultat. C'est là, du reste, un caractère
fort important, puisque, tout négatif qu'il est, il suffit à
différencier le chancre simple du syphilitique.

Quant aux liquides vaginaux et utérins, ils ne paraissent
point modifiés dans leur quantité. La muqueuse qui avoi-
sine le chancre reste d'ailleurs parfaitement sain.

Induration. — Voici ce que dit Ricord à propos de
l'induration du chancre dans certaines régions (1) :

« Il est des régions anatomiques où l'induration se des-
sine mal, devient fort difficile à apprécier et disparaît fort

(1) Leçons sur le chancre, 2ᵉ édit., 1860, p. 135.

rapidement. Ainsi, *sur la muqueuse du vagin*, sur les
caroncules myrtiformes, à l'anus, etc., la base du chancre
infectant ne se revêt pas de cette épaisse doublure indurée
qui caractérise d'une façon si formelle les chancres de la
rainure glando-préputiale ou de tel autre siège privilégié.
Ici, c'est la variété *parcheminée* seule que l'on est appelé
à constater. L'induration ne s'y produit qu'en surface,
Encore y est-elle extrêmement légère, et, quoique suffisamment accusée pour une main attentive et habile, fort
difficile à percevoir pour les doigts novices et inexpéri-
mentés. »

Nos observations confirment cette description de l'illustre
syphiligraphe. L'induration n'a jamais manqué, et c'était
une induration foliacée, parcheminée. Dans un cas où le
chancre siégeait en arrière et près de l'anneau vulvaire,
on a pu, en introduisant dans le vagin les index de chacune des deux mains, en examiner tous les caractères.
C'était une induration fortement parcheminée, *limitée au
contour même du chancre*, et telle qu'elle permettait aux
doigts qui l'enchâssaient de l'énucléer en quelque sorte des
parties sous-jacentes.

Mais quand cette petite manœuvre ne peut être em-
ployée, il faut recourir au procédé indiqué par M. Martineau : on promène lentement le doigt sur la paroi vaginale au niveau de l'érosion. Lorsqu'en franchissant celle-ci,
il arrive sur le fond de l'érosion, on ressent un léger ressaut, et l'on a immédiatement la sensation d'une surface
plus rénitente

Combien de temps dure cette induration? Presque autant que le chancre lui-même, et ici nous nous trouvons en désaccord avec Ricord, quand il dit :

« Notez encore que l'induration, si difficilement perceptible sur certaines régions, y est en outre essentiellement passagère. *A peine produite, quelques jours suffisent pour la faire évanouir* (1). »

Cela est inexact en ce qui concerne le vagin. L'induration dans nos trois observations a persisté à peu près aussi longtemps que le chancre lui-même.

Symptômes fonctionnels. - Le chancre syphilitique du vagin est indolent. Il ne provoque aucune espèce de douleur ou de troubles fonctionnels. On peut le toucher, le presser avec le spéculum sans que la femme manifeste la moindre douleur.

Adénopathie symptomatique. — Le chancre simple du vagin n'est pas compliqué de bubon, ce qui n'est point étonnant, puisque le bubon dans le chancre simple n'est qu'une complication éventuelle. Il n'en est point de même du chancre syphilitique. Il s'accompagne toujours d'une adénopathie symptomatique « *partie intégrante et obligée de l'infection syphilitique* » (Ricord, Leçons sur le Chancre).

Donc on *doit* trouver quelque part cette adénopathie : dans l'aine, quand le chancre a son siège dans le tiers antérieur du vagin ; dans les ganglions du petit bassin, quand il siège dans les deux autres tiers.

Nos observations confirment ce point de doctrine ; on

(1) Ricord. Loc. cit.

n'a pour le voir qu'à consulter l'observation XI. Le chancre siège au tiers antérieur du vagin : adénite inguinale multiple double.

Dans l'observation X, où le chancre siège dans le segment vaginal postérieur, on trouve les ganglions post-pubiens indurés ainsi que ceux situés au niveau du trou obturateur et le long de la branche horizontale du pubis.

Dans l'observation XII (siège du chancre : cul-de-sac latéral droit) on trouve un ganglion induré, mobile, indolent dans le cul-de-sac droit.

On trouve aussi dans l'aine droite plusieurs ganglions mobiles et non douloureux ; dans l'aine gauche, une adénite franchement inflammatoire, du volume d'un œuf de poule, sous la dépendance d'une érosion, probablement de nature herpétique.

Quelle interprétation faut-il donner à ces faits ?

L'adénite droite indolente était-elle cette « partie intégrante et obligée de l'infection syphilitique ? » Existait-il aussi à gauche une adénite symptomatique masquée par l'adénite inflammatoire ? Et était-elle sous la dépendance du chancre vaginal ? Tout cela est possible et, pour s'en convaincre, il suffit de se reporter à ces lignes de M. Fournier (1) :

« Deux fois cependant, particularité curieuse, j'ai trouvé coïncidemment avec le chancre du col une adénopathie inguinale bien accusée. Cette adénopathie était-elle explicable par ce fait qu'un chancre aurait existé à la vulve et se serait évanoui assez hâtivement pour échapper

---

(1) Leçons sur la syphilis, p. 203.

à l'examen? Je ne le crois guère, et hypothèse pour hypothèse, je préfère celle qui expliquerait ce bubon par une anastomose entre les lymphatiques du col et ceux de la partie antérieure du vagin, lesquels, comme vous le savez, ont pour aboutissants normaux les ganglions de l'aine. »

Si cela est possible pour le col, comment ne le serait-ce pas pour le segment postérieur du vagin ?

Marche et terminaison. — Une fois à la période d'état, le chancre syphilitique du vagin marche rapidement à la guérison. Il se modifie avec la plus grande rapidité. Ses bords s'affaissent, son fond se relève, l'épiderme se reforme à sa surface, et en une dizaine de jours il arrive à la guérison complète. Il ne laisse après lui ni cicatrice, ni noyau d'induration. En sorte que pour qui examine la muqueuse vaginale immédiatement après la guérison, il est impossible de soupçonner qu'il vient de s'y produire l'accident initial de la syphilis, accident bénin en lui-même, mais gros de conséquences pour l'avenir.

CHAPITRE III.

Du diagnostic des chancres du vagin

I. — DIAGNOSTIC DIFFÉRENTIEL DU CHANCRE INFECTANT ET DU CHANCRE SIMPLE.

Le chancre simple et le chancre syphilitique du vagin ont un certain nombre de caractères communs.

Ils ont tous deux une marche rapide et spontanée vers la guérison.

Tous deux ils ne présentent aucune espèce de symptômes fonctionnels.

Enfin, ils se font remarquer par une absence constante de complications.

Ils se distinguent néanmoins très facilement l'un de l'autre : 1° par les signes tirés du chancre lui-même; 2° par ceux tirés des accidents concomitants.

I. — Le chancre syphilitique est solitaire; le chancre simple presque toujours multiple.

Le chancre simple ne présente aucune espèce d'induration; le chancre syphilitique du vagin est induré : c'est une induration en surface, *foliacée, parcheminée.* Nous l'avons décrite assez longuement pour n'y plus revenir.

L'état des ganglions correspondants ne fournit, en général, que peu de renseignements. Quand le chancre syphilitique siège profondément, c'est toujours une chose difficile et délicate que de rechercher une adénopathie pelvienne.

Mais ce qui frappe surtout, et ce qui suffirait à la rigueur pour faire le diagnostie différentiel, c'est l'aspect, la physionomie de la lésion. Le chancre simple a l'aspect d'un ulcère vrai, creux, excavé; ou encore d'une pustule ulcérée, à fond inégal, anfractueux.

Le chancre syphilitique a l'aspect d'une papule plate, non ulcéreuse.

Les bords dans le chancre simple sont décollés, taillés à pic, abrupts; ils sont arrondis, peu élevés, et se continuent sans interruption dans le chancre syphilitique.

Dans le premier, le fond est inégal, anfractueux, à teinte jaune sale, jaune grisâtre, cerclé de rouge vif; dans le second, il est d'une teinte rouge, comparable à la chair musculaire, suivant la comparaison si juste de M. Fournier. Il est parfois recouvert d'un enduit de teinte grise, qu'il suffit d'enlever pour faire apparaître la teinte rouge.

Le premier a une sécrétion relativement abondante, sanieuse, et faite de pus véritable. Le second ne sécréte pour ainsi dire pas.

Enfin, si après avoir épuisé ces divers moyens de diagnostic, ainsi que ceux tirés des accidents concomitants, il y avait doute, l'inoculation ferait le diagnostic.

II. Quant aux caractères tirés des accidents concomitants, ils ne laissent pas d'avoir leur importance.

Avec le chancre simple du vagin, on trouvera souvent des chancres simples du col; toujours ou presque toujours des chancres simples de la région vulvaire.

Avec le chancre syphilitique, vulve saine ou présentant des accidents de nature syphilitique.

II. — Diagnostic différentiel des chancres avec les autres lésions du vagin.

Ils peuvent être confondus :

1° Avec une érosion de vaginite ;

2° Avec une érosion herpétique ;

3° Avec une syphilide.

Je ne parle pas, et pour cause, d'une érosion traumatique. Il sera toujours aisé, dans ce cas, de faire le diagnostic. La forme de l'érosion, son siège, les commémoratifs mettront sur la voie.

Examinons les autres lésions.

1° *Érosions de la vaginite.* — Elles ne peuvent guère être prises pour des chancres simples. La rougeur du vagin, l'abondance de la suppuration, l'inflammation et la douleur mèneront droit au diagnostic.

Mais s'il y a en même temps chancres simples et vaginites? Car « la vaginite peut coïncider avec l'existence des chancres sur le col de l'utérus ou sur les parois du vagin. C'est sans doute à une pareille coïncidence qu'il faut rapporter les faits dans lesquels une femme, ayant eu des relations avec plusieurs hommes, donna à l'un des chancres, à l'autre une uréthrite » (1).

Dans ce cas, l'auto-inoculation lèvera les doutes.

(1) A. Guérin. Loc. cit., p. 283.

2° *Avec les érosions herpétiques*.— Ici le diagnostic est un peu plus difficile. L'herpès est une lésion plus superficielle que le chancre; mais c'est un caractère parfois difficile à apprécier dans le vagin.

C'est une lésion prurigineuse, produisant au début une ardeur, un « feu » local.

Les érosions herpétiques sont habituellement multiples; mais ce caractère ne peut servir à le différencier du chancre simple.

A côté de l'érosion herpétique, on trouve souvent des vésicules intactes ou à peine rompues. Mais le caractère le plus important pour le diagnostic est celui qu'a signalé M. Fournier. Le contour d'une érosion herpétique est circulaire quand elle a été formée par la rupture d'une seule vésicule. Quand elle résulte de la fusion de plusieurs vésicules, son contour est festonné, formé qu'il est par des petits segments de circonférence; il est alors *polyciclique*, suivant l'expression de M. Fournier. C'est là un signe d'une valeur capitale; car l'herpès seul le présente.

3° *Avec les syphilides du vagin*.— M. le professeur Fournier (1) a le premier établi une classification des syphilides muqueuses. Il les divise en 4 classes : syphilides érosives, papulo-érosives, papulo-hypertrophiques et syphilides ulcéreuses.

La confusion, n'est pas possible avec la syphilide papulo-hypertrophique. Nous ne la retiendrons pas.

(1) A. Fournier. De la contagion syphilitique, th. de Paris, 1860.

Elle est possible, et même très facile, avec les trois autres formes, surtout en ce qui concerne les chancres mous. Elles offrent bien des analogies d'aspect avec le chancre simple, et l'attention la plus minutieuse ne suffit pas toujours pour les distinguer.

« Cette syphilide, dit M. Fournier (l'ulcéreuse), consiste en ceci : des ulcérations véritables de la muqueuse vulvaire, se produisant d'emblée, sans être précédées de papules ni d'aucune lésion. et affectant souvent une ressemblance assez frappante avec le chancre simple.»

Il faut pour faire le diagnostic s'aider des accidents concomitants. L'état de la vulve jugera la question. A-t-on affaire à un chancre ? On en trouvera d'autres à la vulve. A une syphilide vaginale? On en trouvera d'autres à la vulve, ou dans la région péri-génitale.

Eh bien, même dans ces conditions, en recourant à tous ces moyens d'investigation, on peut encore se tromper, ainsi que le prouve la très curieuse et très instructive observation suivante.

OBSERVATION IV (personnelle).

Eugénie A.. , 21 ans, sans profession, entre à Lourcine, le 23 mai de cette année, salle Saint-Alexis n° 2, dans le service de M. Martineau.

Pas d'antécédents héréditaires ni diathésiques.

Réglée à 11 ans, régulièrement, sans caillots.

Déflorée à 20 ans par son mari,

Accouchée d'un enfant à terme, bien portant, mort de convulsions à l'âge de 9 ans.

Il y sept semaines, son mari, soldat, revint la voir. Quelque temps après cette visite, elle s'aperçut de boutons aux parties, se

____

(1) Leçons sur la syphilis, p. 522.

fit traiter en ville, et voyant que son état ne s'améliorait pas, entra à Lourcine le 23 mai.

Etat actuel. — Grandes lèvres tuméfiées, entr'ouvertes. Sur la grande lèvre droite, on constate une énorme ulcération, de la grandeur d'une pièce de 5 francs, à fond jaunâtre, à bords purulents, taillés à pic.

On en constate une autre sur la grande lèvre droite, de la grandeur d'une pièce de deux francs, présentant les mêmes caractères que la première.

Deux autres ulcérations à la fourchette.

Une à la fosse naviculaire grande comme une pièce de 50 centimes, une autre au niveau de l'urèthre, toutes présentant les mêmes caractères.

Spéculum. — Rien au vagin. Large érosion folliculaire du col.

Pas d'alopécie, ni de céphalée. Rien à la peau.

Diagnostic. — Chancres simples.

Traitement. — Iodoforme et vin aromatique.

30 mai. Les chancres vulvaires sont stationnaires. Au spéculum, on constate toujours l'érosion du col. Dans le segment postérieur du vagin, sur la paroi antérieure et un peu à gauche, on constate l'existence de trois ulcérations, situées sur une même ligne. Deux de ces ulcérations sont presque confondues en une seule et ne sont séparées que par quelques débris de la muqueuse constituant une sorte de cloison. Elles sont de forme elliptique et de la grandeur d'une pièce de 20 centimes. La troisième a les dimensions d'une lentille. Toutes trois ont des bords rouges, légèrement saillants, taillés à pic, et le fond excavé et grisâtre.

A l'entrée du vagin, à 2 centimètres en arrière des caroncules mystiformes, on trouve une autre ulcération présentant les mêmes caractères.

Diagnostic. — Chancres simples du vagin. Sur le conseil de M. Martineau, je pratique l'inoculation avec le pus d'un des chancres vaginaux.

2 juin. La tuméfaction des grandes lèvres diminue. Les chancres vulvaires sont en voie d'amélioration.

Ceux du vagin présentent toujours les mêmes caractères et paraissent stationnaires. Inoculation négative.

4 juin. Les deux ulcérations du fond du vagin sont réunies en une seule.

Celles de la vulve vont de mieux en mieux.

Je pratique une double inoculation :

1° Avec du pus pris sur les chancres vaginaux;

2° Avec du pus pris sur les chancres vulvaires.

7 juin. Les deux inoculations sont négatives.

M. Martineau discute alors les trois hypothèses suivantes :

1° Chancres simples, dont le pus modifié par les différents traitements qu'a subis la malade a perdu son caractère d'auto-inocu labilité.

2° Syphilides ulcéreuses, lésion généralement tardive, mais qui dans certaines formes de syphilis hâtive peut survenir prématurément.

3° Chancre infectant enflammé, suppuré, et syphilides érosives précoces.

La première hypothèse fut immédiatement rejetée : si les chancres vulvaires avaient été traités assez longtemps, ceux du vagin ne l'avaient guère été.

Restaient les deux autres hypothèses.

La seconde fut rejetée à cause de l'amélioration rapide survenue dans les lésions vulvaires sous l'influence du traitement.

M. Martineau se prononça pour la troisième à cause des raisons suivantes : il n'est pas rare de voir un chancre induré, sous l'influence de causes irritantes, s'enflammer, suppurer, et revêtir l'aspect phagénénique. Les syphilides érosives sont des syphilides précoces, les plus précoces de toutes. On les voit quelquefois entourer le chancre vers la période de déclin de celui-ci, évoquées par l'irritation locale que cause le chancre.

Deux jours après, une syphilide papuleuse venait confirmer le diagnostic.

Ainsi le seul critérium infaillible, celui qui décidera surement le diagnostic entre la syphilide vaginale ou le chancre simple, c'est l'auto-inoculation.

CHAPITRE IV.

Traitement.

Le chancre syphilitique du vagin n'a pas besoin de traitement. Il faut bien se garder de le tourmenter. Des soins de propreté suffisent.

Quant aux chancres simples, il faudrait, suivant les auteurs, les traiter activement.

Debauge (1) préconise naturellement le traitement par le chlorure de zinc.

« Pour les chancres qui siègent sur la muqueuse vaginale, le repos au lit pendant la cautérisation est également indispensable. Il faut pour ces chancres, recouvrir la rondelle de Canquoin, avec une quantité de charpie suffisante, pour remplir toute la partie du vagin qui est en avant du chancre, maintenir le tout avec une ou deux compresses placées au devant de la vulve, et un bandage en T, et faire tenir la malade immobile, les jambes étendues et rapprochées. »

Avec M. Fournier, qui considère le siège spécial de certains chancres comme une contre-indication à l'emploi des caustiques (2), nous rejetons ce mode de traitement. En dehors, de la difficulté qu'il y a de l'appliquer, l'évolution rapide du chancre simple ne comporte pas un traitement aussi énergique.

(1) Debauge. Loc. cit.
(2) Nouveau dictionnaire, art Chancre.

Diday (1) repousse avec raison les tampons destinés à prévenir les inoculations de voisinage, parce que, dit-il, « pour peu que le tampon descende, ce qui ne manque jamais d'arriver, le danger plus théorique que réel dans ces inoculations reparait, augmenté de celui résultant de la stagnation du pus. »

Et il dit : Cautériser tous les matins et faire dans la journée 4 ou 5 injections d'eau salée, où d'eau additionnée de vinaigre de toilette.

Pour nous, nous conseillons les applications d'iodoforme ou même simplement d'une poudre isolante quelconque, telle que l'oxyde de zinc, pour prévenir l'inoculation des parties voisines.

Si l'on veut employer le nitrate d'argent, qu'on se serve d'une solution faible, au trentième au plus, pour badigeonner la surface du chancre. On recouvre ensuite avec une poudre isolante.

Dans la journée, faire quelques injections au chloral 4 gr. de chlore pour 1,000 gr. d'eau.

OBSERVATION X.

(Recueillie par M. Binet, dans le service de M. Martineau).

Marie M..., 18 ans, entre à la salle Saint-Louis, n° 35, le 14 septembre 1880. Elle a déjà été traitée dans le service pour une métrite chlorotique il y a un an.

Réglée à 10 ans, déflorée à 17 ans. Pas de grossesses ni fausses couches. Les règles sont toujours irrégulières; la malade est chloro-anémique.

L'examen des organes génitaux fait constater une inflammation folliculeuse légère sous les plis génito-cruraux, une syphilide éro-

(1) Thérapeutique des maladies vénériennes.

sive de la fosse naviculaire, avec tuméfaction légère de la grande lèvre droite, qui est plus rouge que l'autre.

Adénite inguinale droite multiple.

Au toucher, on trouve l'utérus en anté-version; méat cervical un peu entr'ouvert, érodé ; adéno-lymphite double vers les culs-de-sac latéraux, sur les côtés de l'utérus. Sur la paroi vaginale droite, à l'union du segment supérieur avec le segment moyen, le doigt perçoit une érosion déprimée, arrondie, nettement circonscrite, non douloureuse.

Au *spéculum*, le col présente les érosions folliculaires et l'écoulement muco-glutineux de la métrite.

L'érosion vaginale se montre avec l'ensemble des caractères objectifs du chancre induré : fond rouge, luisant, vernissé, non purulent ; bords légèrement surélevés, se continuant sans ressaut avec le fond de l'érosion et les tissus ambiants, dont la teinte est normale, non taillés à pic, ni décollés. Elle offre la grandeur d'une pièce de 50 centimes, et siège sur la paroi vaginale droite, à peu près au niveau de l'extrémité inférieure du museau de tanche.

L'induration est difficile à percevoir, à cause de la laxité des paois vaginales et de la distance de la lésion à l'anneau vulvaire. Cependant, en promenant lentement le doigt sur la paroi, au niveau de l'érosion, on éprouve, en passant sur elle, un léger ressaut et la sensation [d'une surface plus rénitente. C'est le procédé que M. Martineau emploie pour constater l'induration du chancre du col, et sur lequel il a insisté dans ses leçons cliniques sur le chancre infectant. D'autre part, en introduisant deux doigts profondément dans le vagin, on arrive également à percevoir une induration foliacée, induration que M. Martineau a fait percevoir aux élèves de la clinique.

Les lymphatiques qui cheminent le long de la paroi du vagin sont assez gros ; ils paraissent sortir de l'érosion et se rendent aux ganglions post-pubiens, qui sont indurés. On trouve également de petits ganglions au niveau du trou obturateur et le long de la branche horizontale du pubis.

Sur le corps, on constate des syphilides papulo-squammeuses discrètes, une roséole légère, des taches érythémateuses circulaires, d'un rouge jambonné à la paume des mains et à la plante des pieds. Alopécie commençante et adénite cervicale légère à gauche.

Pas de sternalgie ni de tibialgie.

La sérosité du chancre est inoculée à la cuisse ; l'examen ultérieur montre qu'elle est stérile.

La malade est soumise au traitement mercuriel et tonique.

A la fin du mois, le chancre est en voie de réparation.

Au 1er octobre, il se présente au spéculum (Fergusson) sous l'apparence d'une tache circulaire, violacée, pâle et terne, déprimée en cupule, donnant au doigt une sensation de résistance plus accusée qu'au début. Quelques petites syphilides érosives se montrent sur le segment antérieur du vagin.

Les jours suivants, l'épiderme se reforme à la surface du chancre ; les bords s'affaissent de plus en plus ; le centre de la cupule présente une teinte grisâtre.

Les syphilides du vagin sont plus nombreuses, petites, légèrement papuleuses.

L'induration est toujours perceptible.

Les éruptions cutanées s'accentuent et s'étendent.

La malade est courbaturée ; peu d'appétit, un peu de fièvre, céphalée.

Le 10 octobre, la teinte violacée du chancre a pâli ; la dépression cupuliforme tend à s'effacer. Ses syphilides vaginales deviennent légèrement hypertrophiques et se montrent sous l'aspect de petites papules érodées, grisâtres, de la grandeur d'une graine de colza.

M. Martineau prescrit des irrigations vaginales au chloral.

Le 15. Le chancre n'est presque plus perceptible ; en regardant avec attention, on voit encore une petite tache rosée à la place qu'il occupait.

Les syphilides vaginales commencent à s'affaisser.

OBSERVATION. XI.

(Recueillie dans le service de M. Martineau, par M. Binet.

Marie G.., âgée de 19 ans, entre le 27 septembre 1880, à la salle Saint-Alexis, n° 13.

Réglée à 10 ans ; règles régulières, sans douleur. Déflorée il y a six mois.

Elle entre à l'hôpital pour des érosions sur les lèvres, datant d'une dizaine de jours.

A l'examen local, on trouve les grandes lèvres légèrement œdématiées, et présentant des syphilides érosives. A l'anus, quelques plaques papulo-érosives avec folliculites, et une ulcération à la face postérieure de l'orifice.

Adénite inguinale multiple double, plus prononcée à droite.

Au toucher, derrière l'anneau vulvaire, sur la colonne postérieure du vagin, immédiatement au delà de l'hymen, le doigt perçoit une surface érodée, non douloureuse, finement rugueuse, dont le fond légèrement saillant donne une sensation de résistance.

En dilatant fortement l'orifice vulvaire avec les doigts, on peut apercevoir l'érosion, dont on saisit mieux tous les caractères avec le spéculum Fergusson.

Elle se présente avec l'aspect d'un chancre induré. Le fond est grisâtre, les bords légèrement surélevés ne sont ni décollés, ni taillés à pic, mais se continuent sans ressaut avec le fond et les parties voisines. Elle est arrondie, de la grandeur d'une pièce de 20 fr. En introduisant les index de chacune des deux mains, on constate facilement une induration fortement parcheminée, limitée au contour de l'érosion, et qui permet de l'énucléer en quelque sorte des tissus ambiants au milieu desquels elle se détache nettement.

Vaginite légère dans les culs-de-sac, puis à l'urèthre.

Erosions folliculaires du col, dont le méat est légèrement entr'ouvert.

Ecoulement muco-glutineux de la métrite, adéno-lymphite droite. Pas de syphilides cutanées ni amygdaliennes.

4 octobre. L'érosion est en voie de cicatrisation.

Le fond et les bords se sont affaissés. La teinte est d'un rouge violacé. On sent toujours l'induration.

Le 10. La cicatrisation est complète. La lésion se présente sous l'aspect d'une surface lisse, d'une teinte violacée pâle, légèrement déprimée.

La malade demande son exeat.

<h2 style="text-align:center">OBSERVATION XII.</h2>

Alice C..., âgée de 20 ans, fleuriste, née à Paris, entre le 29 avril, salle Saint-Louis, n° 21.

Bonne santé habituelle.

Pas d'antécédents héréditaires, ni diathésiques, à part quelques antécédents strumeux.

A fait, à l'hôpital Necker, un séjour d'une quinzaine de jours, dans le service de M. Grancher. (Embarras gastrique et périmétrite.)

Réglée à 15 ans. Règles régulières et abondantes durant 3 jours avec coliques et caillots.

Accouchée au mois de juin 1880, d'un enfant à terme, bien portant.

Déflorée à l'âge de 14 ans et demi, facilement.

Coïts fréquents pendant les règles.

La malade entre pour une tumeur de l'aine gauche, datant de treize jours.

Pas d'insommie, pas de céphalée, pas d'alopecée. Rien à la gorge.

Inspection. Adénite inflammatoire de l'aine gauche, du volume d'un œuf de poule avec fluctuation superficielle.

A la face interne de la petite lèvre gauche, érosion du volume d'une lentille, inégale, à fond rouge, lisse, à bords non saillants, sans induration (herpès ?).

Rien à la vulve.

Toucher. Utérus en rétroversion. Col volumineux. Dans le cul-de-sac droit, en arrière, on trouve accolé à l'utérus un ganglion mobile, non douloureux.

Dans le cul-de-sac droit, un peu en avant, près du col, on sent les bords saillants et durs d'une érosion.

Spéculum. Col volumineux. Sur les deux lèvres, érosion folliculaire, large et saignante. De son orifice élargi en travers sort un liquide épais et purulent.

Dans le cul-de-sac droit, un peu en avant, on aperçoit une érosion circulaire de la grandeur d'une pièce de 50 centimes. Les bords en sont nets et saillants.

Ils se continuent avec les parties voisines. Le fond est rosé, lisse, et comme vernissé.

Le toucher fait sentir des lymphatiques enflammés se dirigean de l'utérus aux ganglions de la fosse obturatrice.

Pas de périmétrite. Utérus libre et mobile. Métrite chronique avec adéno-lymphite.

On recherche l'état des ganglions épitrochléens. A droite et à gauche, ils sont volumineux.

6 mai. Bubon de l'aine gauche considérablement diminué. Il n'y a plus de fluctuation. L'érosion de la petite lèvre est disparue.

L'érosion du vagin est en voie de disparaître. Au toucher, ses bords sont toujours durs. Le fond en est toujours rouge, lisse et vernissé.

Les lymphatiques de la paroi postérieure du vagin sont durs et sensibles au toucher. Ils partent du chancre et vont aux culs-de-sac. Ils sont gros comme une aiguille à tricot.

Dans l'aine droite, adénite multiple, indolente, survenue pendant le séjour à l'hôpital.

Sort le 8 mai, sur sa demande.

Cette observation est malheureusement incomplète, la malade n'ayant pas consenti à rester plus longtemps à l'hôpital. Depuis, j'ai recherché cette jeune fille, sans succès. On n'a donc pu constater l'évolution ultérieure de la syphilis.

CONCLUSIONS.

I. Les chancres du vagin et surtout le chancre infectant sont rares.

II. Le chancre non infectant *primitif* est aussi rare que le chancre infectant.

III. Ils se distinguent facilement l'un de l'autre, moins par leur aspect que par l'absence ou la présence de lésions concomitantes.

IV. Tous deux ne présentent pas de complications, tous deux ont tendance à guérir spontanément et rapidement.

V. Ils ne réclament pas de traitement actif.

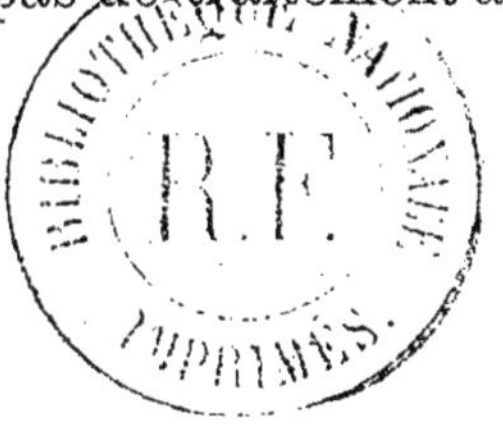

Paris. — A. PARENT, imp. de la Fac. de médec., rue M.-le-Prince, 31.
A. DAVY, successeur.